DE

L'EXAMEN FONCTIONNEL

DE L'OREILLE

LEÇONS FAITES A LA FACULTÉ DE MÉDECINE

PAR LE

Dr E. J. MOURE

Chargé du Cours d'Otologie, Rhinologie et Laryngologie.

BORDEAUX

FERET & FILS, ÉDITEURS

rs de l'Intendance, 15

PARIS

OCTAVE DOIN, ÉDITEUR

8, Place de l'Odéon, 8

DE

L'EXAMEN FONCTIONNEL

DE L'OREILLE

───────

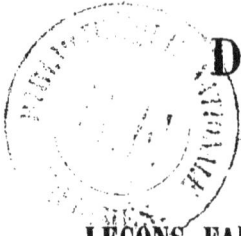

LEÇONS FAITES A LA FACULTÉ DE MÉDECINE

PAR LE

Dr E. J. MOURE

Chargé du Cours d'Otologie, Rhinologie et Laryngologie.

BORDEAUX	PARIS
FERET & FILS, ÉDITEURS	OCTAVE DOIN, ÉDITEUR
Cours de l'Intendance, 15	8, Place de l'Odéon, 8

DE

L'EXAMEN FONCTIONNEL

DE L'OREILLE

I

Examen fonctionnel de l'oreille.

La recherche de l'acuité auditive se pratique habituellement avec la montre, différents diapasons (graves et aigus) et le sifflet dit de Galton.

Nous étudierons successivement la manière dont on fait usage de ces différents instruments acoumétriques.

Il est de la plus haute importance, pour établir le diagnostic exact d'une affection de l'oreille, de faire d'abord l'examen fonctionnel de cet organe à l'aide des différents procédés que je vais vous indiquer sommairement.

1° EXAMEN A LA MONTRE. — L'examen de l'acuité auditive à la montre se pratique de la façon suivante :

A. *Perception crânienne.* — Pour se rendre compte de la transmission du son par la voie crânienne, on promène successivement la montre sur les différentes régions du crâne dépourvues de cheveux, c'est à dire sur la région frontale, fronto-pariétale, temporale et mastoïdienne. A l'état normal, la montre, ainsi appliquée sur ces divers points, est également bien perçue par transmission directe à travers les os du crâne. Mais à l'état pathologique, suivant que la lésion siège dans l'appareil de transmission du son (conduit auditif, oreille moyenne, trompe d'Eustache) ou dans l'appareil récepteur (labyrinthe), la perception crânienne à la montre est conservée ou abolie; conservée dans les maladies de l'appareil de transmission, abolie dans les affections du labyrinthe.

Il convient toutefois de remarquer que, passé un certain âge, *au-dessus de cinquante ou cinquante-cinq ans,* suivant les cas, la perception crânienne à la montre perd complètement sa valeur; car il est rare qu'au-dessus de cet âge, malgré une ouïe normale, la transmission se fasse encore à travers les os du crâne.

B. *Perception aérienne.* — La montre sert encore d'acoumètre pour examiner l'acuité auditive par la voie aérienne. Pour cela faire, ayant disposé son malade au milieu d'un appartement, après l'avoir prié de fermer les yeux et l'oreille opposée à celle que l'on désire examiner, on place la montre à une distance assez éloignée de l'oreille pour que le son ne puisse pas être perçu, et graduellement on la rapproche en la tenant exactement dans l'axe du conduit, jusqu'au point précis où le malade commence à entendre le tic tac. Afin d'éviter toute cause d'erreur, il est important de renouveler plusieurs fois l'expérience en sortant la montre de l'axe de l'oreille et en la replaçant au point où elle avait été entendue une première ou une deuxième fois. Si le tic tac est toujours perçu à une même distance, on peut considérer que le malade répond exactement, et par conséquent mesurer à l'aide d'un centimètre la distance qui sépare la montre du méat. On renouvelle l'expérience pour le côté opposé, en priant toujours le malade de tenir l'oreille qu'on n'examine pas fermée, ainsi que les yeux.

La précaution de tenir l'oreille opposée à celle qu'on examine fermée est nécessaire parce qu'il peut arriver, en effet, que si le malade est placé à côté d'une cloison, il entend la montre lorsqu'elle est éloignée suffisamment de l'oreille malade pour que le son venant se réfléchir soit perçu par l'oreille saine. Ce phénomène que Guye (d'Amsterdam) a décrit sous le nom d'*ombre sonore* a été, dans quelques cas, la cause d'erreurs d'interprétation, faisant croire à des lacunes de l'acuité auditive, à de véritables scotomes de l'audition. C'est ainsi qu'il est arrivé de voir un malade, dont les deux oreilles étaient restées ouvertes, entendre la montre à trois ou quatre centimètres, puis ne plus en percevoir le tic tac de cinq à quinze ou vingt centimètres, l'entendre à nouveau de vingt-cinq centimètres et au delà.

Cette sorte de lacune auditive était due à ce que la réflexion du son sur le mur ou la cloison placée vis-à-vis de l'oreille saine, ne pouvant pas se faire tant que la montre n'était pas suffisamment éloignée du crâne qui servait alors d'écran, se produisait ensuite à une plus grande distance.

2° EXAMEN AUX DIAPASONS. — Une fois l'épreuve fonctionnelle de la montre terminée, il est indispensable d'examiner l'oreille avec les diapasons; on peut, suivant les cas, faire usage de diapasons de différents tons, mais, *d'une manière générale, dans la pratique,* on se sert d'un diapason unique; ceux à sons graves (*ut* grave, par exemple) me semblent préférables pour avoir des résultats très nets et rapides.

A. *Épreuve de Weber (diapason vertex)*. — La première expérience avec le diapason consiste à placer cet instrument sur le vertex ou tout au moins au-devant du front, sur la région dépourvue de cheveux.

A l'état normal, le diapason ainsi placé et mis en vibration doit être également perçu par les deux oreilles; mais à l'état pathologique, suivant que la lésion siège dans l'appareil de transmission ou dans l'appareil récepteur, le son du diapason vertex se latéralise du côté malade ou du côté sain. Du côté malade, dans les lésions de l'appareil de transmission; du côté sain, dans les altérations de l'oreille interne; et, dans les cas où les deux oreilles sont atteintes d'une manière inégale, si la lésion siège dans le conduit, la trompe ou l'oreille moyenne, c'est du côté le plus malade que se latéralise la vibration du diapason.

B. *Expérience de Rinne.* — A l'état normal, lors-qu'on place successivement le diapason mis en vibra-tion au-devant de l'oreille (perception aérienne) et sur l'apophyse mastoïde (perception crânienne), le son est mieux et plus longtemps perçu par la voie aérienne que par la voie crânienne. A l'état pathologique, au contraire, cette proposition se renverse ou reste la même, suivant les cas.

Dans les maladies de l'appareil de transmission, le diapason mis en vibration est mieux et plus long-temps entendu par la voie crânienne que placé au-devant du méat auditif. On dit alors que le Rinne est négatif.

Dans les maladies de l'appareil nerveux, la vibra-tion de cet instrument est au contraire mieux enten-due par la voie aérienne que par la voie crânienne (Rinne positif). Toutefois, il est facile de concevoir que l'expérience peut ne pas être toujours aussi nette que nous venons de l'indiquer. Si la lésion tout en ayant débuté par l'oreille moyenne tend à envahir le labyrinthe, le Rinne, sans être absolument négatif, pourra très bien ne pas être encore devenu positif, de sorte qu'il ne sera ni l'un ni l'autre. On aura un Rinne égal des deux côtés que l'on notera par le signe algébrique = (égalité).

Dans les cas pathologiques très nets, c'est à dire affections labyrinthiques, ou maladies de l'appareil de transmission, la différence de durée entre la perception aérienne et crânienne peut être considérable, de plusieurs secondes même. On comprend très bien dès lors qu'il est important, dans quelques cas, de noter exactement le rapport de durée entre l'audition aérienne et la perception crânienne. Il faut bien se rappeler, en effet, que, d'une façon générale, le Rinne ne commence à devenir négatif, dans les maladies de l'appareil de transmission, que lorsque le tic tac d'une montre ordinaire n'est plus perçu qu'à quinze ou vingt centimètres; au delà de cette distance, le Rinne peut encore rester positif quoique l'oreille soit malade, mais alors la différence de durée entre la perception aérienne au diapason et la perception crânienne est seule diminuée, et il est facile de contrôler le fait si l'une des oreilles est encore saine et que l'autre soit légèrement atteinte. C'est en comparant le rapport entre ces deux durées que l'on pourra se rendre compte de la valeur de cette expérience. De même, lorsqu'une maladie de l'appareil de transmission est sur le point de gagner ou a déjà atteint le labyrinthe, le rapport de durée des deux transmissions du diapason sera toujours important à noter parce qu'il indiquera l'intégrité plus ou moins grande de l'oreille interne, ou au contraire son altération commençante. Il est souvent nécessaire pour rendre cet examen complet de faire successivement usage de diapasons graves aigus et même suraigus.

C. *Sons graves et aigus. Sifflet de Galton.* — Il est bon de savoir aussi que d'une façon générale, dans les affections de l'appareil de transmission, la perception des sons graves est diminuée ou a disparu la première; tandis que dans les affections labyrinthiques, ce sont les aigus qui, les premiers, cessent d'être perçus. Afin de vérifier l'exactitude de ce fait, il est bon d'avoir à sa disposition, pour les maladies de l'appareil de transmission, des diapasons très graves qui, placés en vibration au-devant du conduit, ne sont généralement pas entendus. Pour faire l'expérience des sons aigus, on fait usage d'un sifflet dont la hauteur de son peut être graduée à volonté; il est connu sous le nom de *sifflet de Galton.*

Généralement, dans les maladies de l'appareil nerveux, les bruits extrêmes fournis par cet instrument ne sont plus entendus par l'oreille malade.

D. *Voix.* — Il est encore important de faire l'examen de la fonction auditive à l'aide de la voix parlée haute et basse. A ce sujet, il faut savoir que le rapport entre la manière dont sont entendues la voix et la montre est absolument variable, suivant les cas. C'est ainsi que dans les maladies du labyrinthe, la voix haute peut être entendue d'une manière relativement bonne, alors que le tic tac de la montre n'est plus perçu, même au contact.

Notons enfin, en terminant, que dans certaines affections profondes du labyrinthe (surdi-mutité), le Rinne redevient négatif, mais à la condition expresse de mettre le diapason en vibration avec assez de force pour qu'il soit perçu à travers l'apophyse mastoïde, en ébranlant tous les os du crâne et par conséquent l'encéphale. Il faudrait, dans ces cas, une absence ou une atrophie complète des nerfs acoustiques, pour que le bruit du diapason ne soit pas transmis à ces nerfs et par conséquent non entendus par le malade.

E. *Expérience de Gellé.* — Le diapason sert encore à pratiquer une expérience ayant pour but de reconnaître le degré de mobilité plus ou moins grand, de la platine de l'étrier sur la fenêtre ovale (expérience de Gellé). Cette expérience est basée sur le principe suivant : A l'état normal, le diapason étant en vibration sur le vertex, si l'on comprime en même temps l'air contenu dans le conduit auditif, à l'aide d'un tube muni à son extrémité d'une poire en caoutchouc, le refoulement de l'air du conduit poussant en dedans la membrane tympanique et par son intermédiaire la chaîne des osselets, enfonce la platine de l'étrier dans la fenêtre ovale, et par conséquent comprime plus ou moins le liquide labyrinthique. Il en résulte une modification dans la perception du diapason vibrant sur le vertex, c'est à dire que pendant tout le temps que dure la compression le son est moins bien perçu que si, au contraire, on laisse la membrane supporter la pression atmosphérique normale.

Dans les cas où l'étrier est plus ou moins immobilisé et à plus forte raison ankylosé sur la fenêtre ovale, la compression de l'air contenu dans le conduit détermine peu ou pas de changement dans la perception auditive du diapason. De même, ces modifications de pression de l'air (pressions centripètes) n'amènent aucune des sensations vertigineuses que provoque souvent la même expérience sur une oreille saine.

Politzer fait toutefois observer que si l'étrier est ankylosé et la membrane de la fenêtre ronde saine, l'air comprimé peut agir sur cette dernière, et par son intermédiaire produire la compression du liquide labyrinthique, faussant ainsi l'expérience de Gellé. Il nous paraît cependant que l'air comprimé agit surtout par l'intermédiaire de la membrane tympanique et de la chaîne des osselets qui y est enchâssée (marteau), de telle sorte que le refoulement du tympan, du marteau et des autres osselets produit, en effet, la compression labyrinthique susceptible de diminuer momentanément le son du diapason mis en vibration sur le vertex; mais on se demande comment la même compression de l'air du conduit pourrait agir sur la membrane de la fenêtre ronde qui se trouve séparée de l'air comprimé par toute l'épaisseur du tympan. Que dans les cas de perforation une pression centripète puisse agir sur la membrane ronde, le fait est possible; mais lorsque le tympan est sain ou non perforé, il nous paraît difficile qu'une compression faite sur lui ait un retentissement énergique sur la fenêtre ronde. Aussi, nous pensons que l'expérience de Gellé, tout en offrant quelques difficultés pratiques, a une certaine valeur dont on doit savoir tenir compte dans l'examen fonctionnel de l'ouïe pour faire un diagnostic précis d'une lésion de l'oreille moyenne (ankylose ou immobilité relative de l'étrier).

Bien qu'il existe un certain nombre d'autres expériences (de Bing, de Lucæ, etc., etc.), nous considérons que dans la pratique courante celles que nous venons d'exposer suffisent.

D'une manière générale, les divers signes fonctionnels doivent concorder entre eux pour avoir une valeur réelle. C'est ainsi, par exemple, que dans un cas de maladie de l'appareil de transmission, la perception crânienne à la montre doit être conservée, le diapason rester latéralisé du côté maladé et l'expérience de

Rinne donner un résultat négatif (audition meilleure par la voie mastoïdienne, osseuse, que par la voie aérienne). Dans un cas d'affection labyrinthique, au contraire, les réactions fonctionnelles doivent être celles que nous venons d'indiquer.

Il est indispensable toutefois, si on veut faire un examen complet, de connaître l'état des trompes d'Eustache. Nous allons étudier aujourd'hui les différentes méthodes employées dans ce but.

II

Examen de la trompe d'Eustache.

L'examen fonctionnel de l'oreille doit encore porter sur la trompe d'Eustache qui, on le sait, forme une sorte de conduit intérieur venant contrebalancer la pression atmosphérique que subit la membrane tympanique à travers le conduit auditif externe. Pour un œil exercé, il n'est pas besoin de faire les diverses expériences dont nous allons parler pour s'assurer que la trompe est plus ou moins libre, car l'examen objectif suffit pour révéler l'état de ce conduit; mais pour un débutant, dont l'œil ne peut saisir les différences de courbures de la membrane tympanique et ses divers replis, il est important de connaître exactement l'état des trompes, et voici à l'aide de quels procédés on peut arriver à ce résultat.

A. *Expérience de Valsava.* — Lorsqu'on prie un malade de souffler en ayant la bouche et le nez fermé pour l'obliger à comprimer l'air contenu dans ses fosses nasales et dans sa cavité naso-pharyngienne, si les trompes sont libres, cet air cherchant une issue ne tarde pas à s'échapper brusquement par les orifices tubaires pour pénétrer dans les caisses, produisant alors une sorte de claquement caractéristique que les malades perçoivent eux-mêmes, et que dans tous les cas un praticien peut entendre en auscultant l'oreille à l'aide de l'otoscope ([1]). Tout le monde connaît cette sorte de claquement spécial dû au refoulement du tympan en dehors que l'on ressent pendant l'action de se moucher. Ce phénomène est surtout sensible dans les cas où il existe un peu de catarrhe tubaire consécutif à un coryza aigu en voie de résolution. Telle est l'expérience de Valsava.

Si l'œil du praticien est un peu exercé, au lieu d'entendre le claquement dont nous venons de parler, il pourra constater *de visu*, à l'aide du spéculum et de la lumière réfléchie dans le conduit, le moment précis où l'air pénètre dans la caisse par la saillie brusque que vient faire la partie postéro-supérieure de la membrane tympanique (portion flaccide).

B. *Expérience de Toynbee*. — Contrairement à l'expérience de Valsava, celle de Toynbee consiste à faire pratiquer au malade un mouvement de déglutition, le nez et la bouche étant fermés. Pendant ce mouvement, un vide se produit dans la trompe et par conséquent dans les caisses; il en résulte un affaissement de la membrane tympanique qui vient s'accoler au niveau du promontoire et moule plus ou moins exactement les différentes parties de cette cavité. Ce retrait de la membrane tympanique est d'autant plus considérable que l'on a fait exécuter au préalable l'expérience de Valsava, c'est à dire que l'on a refoulé au dehors le tympan. Cette expérience, bien entendu, ne réussit

---

([1]) L'otoscope est un simple tube en caoutchouc, avec ou sans embout spécial, dont l'une des extrémités est placée dans l'oreille du malade et l'autre dans celle de l'observateur.

que si les trompes sont libres. Elle est beaucoup moins employée que la précédente, car il est un peu plus difficile, pour un œil peu exercé, de juger de son action sur l'oreille moyenne.

C. *Expérience de Politzer.* — Dans les cas où, soit par maladresse du malade, soit par gonflement de l'entrée des trompes, soit par toute autre cause, l'expérience de Valsava n'a pas donné un résultat positif, on peut essayer du procédé dit de Politzer pour faire pénétrer l'air dans l'oreille moyenne, ou tout au moins s'assurer de la liberté plus ou moins grande des conduits tubaires.

Ce procédé est basé sur ce fait physiologique qu'à l'état normal, pendant le mouvement de déglutition, le voile du palais se relève pour aller fermer la cavité naso-pharyngienne et, d'autre part, la contraction des muscles entr'ouvre plus ou moins l'orifice des trompes pour faciliter l'aération de la caisse. Basé sur ces données physiologiques, Politzer a conseillé de profiter du mouvement de la déglutition pour faire pénétrer de forcé, dans l'oreille, de l'air insufflé dans le nez, à l'aide d'une poire qui porte son nom. Pour employer le procédé en question, on opère de la manière suivante : Le malade ayant mis dans sa bouche une gorgée de liquide, l'on place l'olive de la poire à air dans l'une des narines, puis *fermant les deux narines* entre le pouce et l'index d'une main, l'on pousse l'air de la poire dans le nez au moment même où le malade avale la gorgée de liquide qu'il avait dans la bouche. Le point capital est de faire coïncider la pression de la poire avec le mouvement de déglutition. Aussi, pour atteindre ce but, la personne qui doit faire l'insufflation doit-elle commander elle-même le moment où le malade commencera à avaler.

Inconvénients des procédés de Politzer et de Val-sava. — Les procédés de Politzer et de Valsava ne sont toutefois pas sans inconvénients. Ainsi qu'il est facile de le comprendre, ils ne font pénétrer l'air dans les oreilles qu'en forçant le passage et par conséquent en entraînant avec eux les sécrétions qui peuvent être contenues dans le naso-pharynx, ou en provoquant la distension brusque et rapide de la membrane tympanique et de la chaîne des osselets ; de sorte que lorsque la chose est possible, nous préférons, à ces deux procédés ou à leurs variantes, le cathétérisme à l'aide de la sonde. Cette méthode consiste, vous le savez, à aller placer à l'entrée de l'orifice tubaire, en passant par le nez, un cathéter à l'extrémité duquel est adapté un embout qui est lui-même relié à une poire permettant d'insuffler avec plus ou moins de force, et plus ou moins de lenteur, de l'air ou des vapeurs, dans l'oreille moyenne.

Pendant l'application du procédé de Politzer, il est de règle d'ausculter l'oreille à l'aide de l'otoscope, de manière à se rendre compte soit de la perméabilité plus ou moins grande de la trompe, soit des divers bruits pathologiques qui peuvent se produire au cours de la pénétration de l'air dans les oreilles. Suivant, en effet, que le calibre des trompes sera plus ou moins étroit ou que ces conduits contiendront des sécrétions liquides plus ou moins abondantes, on entendra des bruits de sifflement, des vibrations, des crépitations, de véritables détonations même. L'auscultation sera donc ici de la plus grande utilité.

D. *Cathétérisme de la trompe d'Eustache.* — Je ne vous indiquerai pas les diverses manières de procéder au cathétérisme de la trompe d'Eustache, car j'estime qu'il n'y a pas de règle absolue, et que le meilleur procédé est encore celui que l'on a l'habitude d'employer. L'otoscope seul vous permettra de vous assurer que l'air pénètre dans la caisse et que, par conséquent, le bec de votre sonde est placé dans les lèvres de la trompe. Le point capital est de ne pas brusquer le passage, mais d'aller avec douceur dans l'intérieur de la fosse nasale en suivant le plancher; pour cela, il est indispensable de faire d'abord pénétrer la partie coudée du cathéter au delà des narines; puis, avant de pousser l'instrument plus avant, de le relever jusqu'à ce qu'il soit horizontal, c'est à dire parallèle à la voûte palatine. On introduit ensuite doucement *la sonde et presque sans la tenir, ne faisant que la guider* dans l'intérieur du nez pour arriver jusqu'au pharynx; une fois à ce niveau, on la retire d'un centimètre ou un centimètre et demi environ en faisant tourner son bec vers la paroi externe, de manière à ce que l'index dont est muni le cathéter regarde vers l'angle externe de l'œil du côté où il est introduit. Quelquefois, en faisant exécuter au malade un mouvement de déglutition, le cathéter vient se placer de lui-même dans l'orifice de la trompe; d'autres fois, au contraire, ce mouvement imprime à l'instrument une oscillation qui vous indique qu'il est trop en arrière dans la cavité du nez, et par conséquent près de la fossette de Rosenmuller.

Il est à remarquer, en effet, qu'une fois la sonde bien placée, les mouvements de déglutition ne lui font plus subir aucune espèce d'oscillation. Si la sonde n'est pas introduite dans l'intérieur du conduit tubaire, il ne faut pas faire d'insufflation parce qu'on risquerait fort, si l'on avait produit la moindre dilacération de la muqueuse, d'insuffler l'air à travers les tissus et de produire de l'emphysème sous-cutané. Cet accident, peu grave lorsqu'on s'en aperçoit à temps, pourrait devenir dangereux si l'on insufflait son malade immodérément, sans se rendre compte, soit par l'auscultation, soit par le toucher, que l'air passe non dans l'oreille, mais dans les tissus. Dans les cas difficiles, il peut être bon soit d'examiner la fosse nasale à travers laquelle on veut faire le cathétérisme pour s'assurer qu'il n'y a pas d'obstacle dans son intérieur, soit de cocaïner au préalable la muqueuse du nez avec une solution au $\frac{1}{10}$, pour rendre le passage de la sonde tout à fait indolore, et au besoin dilater le conduit dans lequel elle va pénétrer.

C'est là un procédé que j'ai indiqué il y a déjà bien des années et qui a très souvent une réelle valeur.

III

Méthode à suivre dans l'examen du malade.

Après avoir décrit les différentes méthodes employées pour faire l'exploration fonctionnelle de l'organe auditif, il est nécessaire de s'occuper des points importants auxquels on doit songer en interrogeant le malade et de leurs significations au point de vue du diagnostic et du pronostic. Il faut d'abord s'enquérir de l'âge, puisque nous avons vu que certains signes fonctionnels (perception crânienne à la montre) perdaient de leur valeur au-dessus de cinquante à soixante ans, suivant les cas. La profession est également importante à connaître puisqu'il existe toute une série de maladies de l'oreille d'origine professionnelle. Il en est de même du mode de début de l'affection, des symptômes qui l'ont accompagnée (bourdonnements, maladies antérieures, fièvres éruptives, etc.). Il est encore important d'interroger le malade au point de vue héréditaire et de savoir si dans ses ascendants,

directs ou indirects, il existe des personnes atteintes
d'une affection des oreilles de même nature, afin d'établir la filiation possible de ces différentes lésions. Le
début de la maladie, sa marche lente ou rapide,
l'existence ou l'absence de douleur, sont encore des
symptômes qu'il est important de connaître avant
d'établir un diagnostic.

Il est aussi très utile d'interroger avec soin le malade sur la nature des bourdonnements qu'il éprouve,
car il n'est pas rare que ces derniers, suivant qu'ils
ressemblent à des bruits de conque, coquillage, de
cloches, sifflet, musique, etc., puissent fixer sur le
siège d'une affection auriculaire. Dans quelques cas,
il faut savoir si le sourd a eu des sensations vertigineuses, et dans l'affirmative, comment elles se manifestent, afin de voir si elles doivent être rattachées à
une maladie de l'oreille ou à toute autre cause. Nous
n'entreprendrons pas ici, bien entendu, la description
des différents vertiges que nous aurons l'occasion
d'étudier à propos des affections dans lesquelles on les
a observés. Deux autres symptômes importants à
connaître sont : 1° la paracousie dite de Willis ; 2° l'autophonie.

A. *Paracousie.* — Sous le nom de paracousie, on
désigne une amélioration très notable de l'ouïe se produisant chez les personnes sourdes lorsqu'elles se
trouvent au milieu du bruit. C'est ainsi que ce phénomène se produit surtout en voiture, en chemin de fer,
dans les usines, en un mot dans tous les milieux
bruyants ; de Troelsch cite même, dans ses leçons, le
cas d'un cordonnier sourd qui ne pouvait entendre ses
clients que lorsque sa femme battait du tambour à
côté de son oreille. Ce symptôme, curieux en appa-
rence, est attribué soit à une interruption légère de la

conductibilité des osselets, soit plutôt à une raideur de
la chaîne qui a besoin pour être mise en mouvement
d'un certain ébranlement. Une fois la chaîne en vibration, elle devient plus apte à transmettre au labyrinthe
le bruit de la voix parlée.

Cette théorie a trouvé cependant des contradicteurs,
et Zwaardemacker et Guye pensent que ce phénomène
est plutôt d'origine nerveuse, et dans tous les cas
encore discutable quant à sa véritable nature. Quoi
qu'il en soit, on l'observe habituellement dans les
otites scléreuses anciennes à forme grave et lorsque
la chaîne est plus ou moins ankylosée.

B. *Autophonie.* — Sous le nom d'autophonie, on
désigne la perception par le malade soit des bruits
intérieurs, soit de la résonance dans ses propres
oreilles du bruit de sa propre voix; il est facile de
reproduire artificiellement ce symptôme en obstruant
une ou deux de ses oreilles et en parlant à haute voix;
on perçoit alors très fortement les vibrations sonores,
et même dans un milieu bruyant, on entend sa propre
voix résonner d'une manière exagérée. Ce phénomène
s'observe en général dans les occlusions du conduit
ou de la trompe, par conséquent dans certaines maladies de l'appareil de conduction du son.

C. *Diplacousie.* — Il existe encore une anomalie de
l'ouïe désignée sous le nom de diplacousie, c'est à dire
résonance double de certains sons qui sont entendus
sur des tons différents, l'un paraissant faire l'écho
de l'autre, ou parfois même avec une intensité à peu
près égale. Ce phénomène, quoique connu depuis déjà
longtemps, reste encore à peu près inexpliqué.

EXAMEN DIRECT. — Telles sont les recherches principales qui précéderont l'examen objectif de l'oreille ; ce dernier doit commencer par l'inspection du pavillon et de la portion du méat visible à l'extérieur et se continuer par l'introduction du spéculum auris qu'on place dans le conduit en relevant légèrement le pavillon en haut et en arrière, de façon à redresser la courbure de ce canal. Si un faisceau lumineux est projeté dans l'intérieur de l'oreille à l'aide d'un miroir concave mesurant en général de quatorze à quinze centimètres de foyer, on inspecte ainsi d'abord le conduit auditif cartilagineux et osseux, puis la membrane du tympan et la caisse. Suivant les cas, on se rend compte de l'état de l'apophyse mastoïde et des parties voisines telles que le cou, les articulations temporo-maxillaires, la gorge, les fosses nasales et surtout le nasopharynx, qu'il est toujours indispensable d'inspecter dans tous les cas de surdité.

Spéculum pneumatique de Siegle. — Dans bien des cas enfin, il est utile de compléter son examen à l'aide du spéculum dit pneumatique ou de Siegle, qui consiste en un spéculum auris ordinaire dont l'ouverture est fermée par une lame de verre permettant aux rayons lumineux de pénétrer dans l'oreille, et qui porte sur ses parois latérales une ouverture sur laquelle est fixé un tube de caoutchouc ; à l'extrémité de ce dernier, on adapte soit une poire, soit un petit corps de pompe destiné, une fois le spéculum mis dans le conduit, à comprimer et décomprimer l'air contenu dans ce canal. Pendant ces manœuvres, si l'on inspecte le tympan, il est facile de voir qu'il subit des mouvements de va et vient, entraînant avec lui le manche du marteau si ce dernier est mobile. Ce spéculum sert donc à reconnaître : 1° la mobilité des différentes parties du tympan ; 2° la mobilité, la raideur ou l'ankylose de la chaîne ; 3° l'existence de perforations difficiles à apercevoir et qui se manifestent pendant le mouvement d'aspiration par l'écoulement au dehors d'un liquide séreux ou séro-purulent, suivant les cas.

Ce spéculum peut encore servir de méthode de traitement pour pratiquer une sorte de massage de la membrane du tympan, soit en faisant des pressions centripètes et centrifuges ou en continuant les mouvements d'aspiration ou de compression, suivant que l'on veut refouler ou attirer au dehors la membrane tympanique.

Telles sont, succinctement exposées, les différentes méthodes d'exploration, tant au point de vue fonctionnel qu'au point de vue objectif de l'appareil de l'audition.

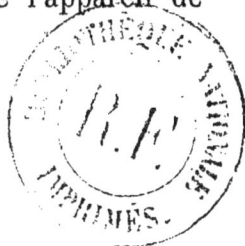

Bordeaux. — Impr. G. Gounouilhou, rue Guiraude, 11.

REVUE HEBDOMADAIRE

DE

LARYNGOLOGIE, D'OTOLOGIE

ET DE RHINOLOGIE

FONDÉE ET PUBLIÉE

Par le Docteur E. J. MOURE

Chargé du cours de Laryngologie, d'Otologie et de Rhinologie, à la Faculté de Médecine

Chaque numéro de la REVUE se compose :

1° De travaux originaux inédits concernant les affections de la Gorge, du Larynx, des Oreilles et du Nez.

2° Du Compte Rendu des différentes Sociétés savantes s'occupant dans leurs séances de tout ce qui a trait au larynx, nez, oreilles ou organes connexes.

3° D'une *Revue bibliographique* dans laquelle sont analysés les ouvrages nouvellement parus.

4° D'une *Revue de la Presse* contenant un résumé plus ou moins succinct de la plupart des articles publiés sur ces différents sujets, tant en France qu'à l'Étranger.

5° D'un *Index bibliographique*, publié tous les deux mois et paginé séparément, où sont indiqués les titres des articles et les différents journaux dans lesquels ils ont été publiés.

Imprimée sur un format in-8°, la REVUE est hebdomadaire et se compose de 32 pages formant chaque année deux vol. de 800 pages chacun suivis d'un Index d'environ 100 pages, folioté en chiffres romains, destiné à être placé à la fin du 2ᵐᵉ volume.

POUR TOUT CE QUI CONCERNE LA RÉDACTION

S'adresser à M. le Dʳ E. J. MOURE, 25 *bis*, cours du Jardin-Public à Bordeaux.

Le prix d'abonnement, qui part du 1ᵉʳ janvier de chaque année, est de 15 fr. pour la France et 18 fr. pour l'Étranger.

Tout ce qui concerne les annonces et l'administration doit être adressé à M. CHAIGNEAU, 8, rue de Cheverus, BORDEAUX

Bordeaux — Imp. G. GOUNOUILHOU, rue Guiraude, 11.

www.ingramcontent.com/pod-product-compliance
Lightning Source LLC
Chambersburg PA
CBHW070146200326
41520CB00018B/5319